AF468058

ACADÉMIE IMPÉRIALE DE MÉDECINE

LA

PUSTULE MALIGNE

PEUT-ELLE SE DÉVELOPPER SPONTANÉMENT

DANS L'ESPÈCE HUMAINE

Par T. GALLARD,

Médecin des hôpitaux de Paris, etc.

RAPPORT DE M. GOSSELIN

PARIS

J.-B. BAILLIÈRE ET FILS,

LIBRAIRES DE L'ACADÉMIE IMPÉRIALE DE MÉDECINE,

Rue Hautefeuille, 19.

1864

LA

PUSTULE MALIGNE

PEUT-ELLE SE DÉVELOPPER SPONTANÉMENT

DANS L'ESPÈCE HUMAINE?

Par T. GALLARD,

Médecin des hôpitaux de Paris, etc.

RAPPORT DE M. GOSSELIN.

Les notions relatives à la pathogénie et à la nature de la pustule maligne chez l'homme, sont restées à peu de chose près celles que nous avaient données Enaux et Chaussier dans leur simple et lucide description de 1785 (1). A part quelques doutes émis avec hésitation par leurs auteurs eux-mêmes, à part quelques obscurités inhérentes à la nature même du sujet, on a continué de penser que la pustule maligne, cette affection en apparence si simple à son début, parfois si grave au bout de quelques jours, avait pour origine l'introduction sous la peau préalablement ouverte, ou même à travers la peau non encore entamée, d'un virus provenant des animaux morts du charbon, c'est-à-dire de cette maladie qu'on appelle *sang de rate* chez le mouton, *sang* chez le bœuf, *fièvre charbonneuse* chez les solipèdes. Tous, nous avons admis que non-seulement les dépouilles fraîches des animaux charbonneux pouvaient, par suite de l'inoculation des liquides dont elles sont imprégnées, communiquer à l'homme la pustule maligne, mais que même les parties desséchées et plus ou moins lavées

(1) *Méthode de traiter les morsures des animaux et précis sur la pustule maligne.* Dijon, 1785.

de ces dépouilles, telles que la peau, la laine, le crin possédaient encore le virus et pouvaient encore le transmettre par voie d'inoculation, peut-être même a-t-on ajouté, par voie d'infection, à l'espèce humaine.

Cette croyance, que beaucoup d'entre nous, il faut bien le dire, ont acceptée sur la parole des maîtres, parce que les faits nous manquaient pour avoir le droit de la critiquer ou de l'infirmer, est-elle décidément inattaquable? N'y a-t-il pas lieu, à notre époque de libre examen, de critique et d'observation plus rigoureuse, de lui demander compte des bases sur lesquelles elle s'appuie?

Ainsi l'a pensé l'auteur dont nous avons cité et dont nous allons bientôt analyser sommairement le travail. Ainsi l'avait pensé avant lui M. le docteur Devers, dont il a continué et étendu les recherches, et dont le travail imprimé, adressé à l'Académie après la lecture de M. Gallard, nous a également été communiqué pour vous en rendre compte.

M. Devers exerce la médecine à Saint-Jean-d'Angély et en même temps dans une petite commune qui en dépend et qu'on nomme la Bénate. Son travail a pour but de faire ressortir ce fait que la commune de la Bénate a vu se développer pendant la période de 1820 à 1830 un assez bon nombre de maladies charbonneuses sur les bestiaux, et que cependant cinq exemples seulement de pustules malignes ont été observés sur les habitants; qu'au contraire depuis 1830 jusqu'à 1863, c'est-à-dire pendant une période de trente-trois ans, aucun exemple de maladie charbonneuse n'a été vu sur les animaux, et cependant quinze pustules malignes ont été vues sur l'homme.

Nous devons appeler l'attention et même l'approbation de l'Académie sur la manière dont les faits invoqués par M. Devers ont été rassemblés. Depuis 1820 jusqu'à 1857, les observations ont été prises, quelques-unes, il est vrai, sans grands détails, mais toutes cependant avec exactitude, par M. Devers père. Les autres, de 1857 à 1863, ont été prises par M. Devers fils, qui, se conformant à l'exemple donné par son père, a continué de recueillir les faits de pustule maligne qui se présentaient à son observation. Combien de travaux vraiment utiles verraient le jour si tous les médecins léguaient ainsi à leurs fils, avec une série de travaux appuyés sur des documents cliniques, le zèle et la persévérance nécessaires pour les continuer !

Quoi qu'il en soit, en présence de quinze cas de pustule maligne pour lesquels il ne pouvait invoquer ni une inoculation évidente du virus charbonneux, ni une infection par ce même virus, M. Devers a pensé qu'il lui fallait choisir entre une inoculation hypothétique ou une génération spontanée.

Une inoculation hypothétique, s'il avait supposé, comme tant d'autres l'ont fait, que la maladie s'était développée à la suite d'une inoculation par une mouche ou quelque autre insecte qui eût pris le virus sur une dépouille fraîche ou desséchée de quelque animal mort du charbon dans un lieu plus ou moins éloigné.

Une génération spontanée, si, comparant la vésicule suivie d'escarre qui caractérise la pustule maligne, à l'anthrax, au phlegmon et à tant d'autres maladies cutanées de cause interne, il avait pensé que l'organisme pouvait donner naissance à la première comme aux dernières.

Entre ces deux opinions, M. Devers a choisi la seconde. Il a pensé qu'en matière de maladies contagieuses, on pouvait bien admettre quelquefois l'inoculation sans en avoir la preuve, lorsque cette preuve avait été surabondamment fournie dans beaucoup d'autres cas, comme cela a lieu pour la syphilis et la variole, mais qu'il n'était plus permis d'en agir ainsi lorsque, quinze fois de suite, on était témoin de l'effet sans qu'il y eût possibilité de remonter à la cause. Il a cru qu'en pareille circonstance, il était permis de croire au développement spontané du mal, sans intervention d'un virus spécifique.

M. Gallard, dans le mémoire manuscrit dont vous avez entendu la lecture, développe la même thèse, avec des arguments plus nombreux.

Rappelant d'abord les faits de M. Devers, dont il connaissait depuis longtemps le travail, et prévoyant cette objection que peut-être des animaux charbonneux avaient existé dans la commune de la Bénate ou dans les environs, sans que les médecins en aient eu connaissance, il s'est mis en correspondance avec quatre vétérinaires exerçant dans ces localités, et leur a demandé si et à quelle époque ils avaient eu l'occasion de voir ou de soigner des animaux charbonneux ou s'ils avaient simplement appris qu'il en eût existé. A cette question, ils ont tous donné une réponse négative, en disant qu'en effet ils n'avaient ni observé ni entendu signaler des cas de charbon depuis le temps qu'ils résident dans ces pays, c'est-à-dire depuis neuf, dix, douze et quinze années.

Abordant alors très-franchement l'opinion si facilement acceptée pour les faits de ce genre, que les mouches avaient pu apporter le virus de plus loin et l'inoculer aux habitants de la Bénate, M. Gallard a pensé que ces mouches n'étaient sans doute pas venues de très-loin et avaient dû recueillir le virus dans quelque commune du même département ou des départements voisins. Il a donc écrit à un grand nombre de médecins (plus de cent) de la Charente-Inférieure, de la Charente, des Deux-Sèvres, pour savoir si, dans la période de 1852 à 1863, celle pendant laquelle M. Devers fils avait observé à la Bénate sept cas de pustule maligne, il leur avait été donné d'apprendre que, dans les pays où ils exercent, des animaux étaient morts du charbon, et, si par hasard ils avaient eux-mêmes observé des pustules malignes, quelle avait été la cause probable de ces pustules.

Tous ont répondu que, non-seulement il n'y avait pas eu d'épizootie charbonneuse dans ce laps de temps, mais que même ils n'avaient pas entendu parler de charbons sporadiques sur les bestiaux de leur pays.

Où donc, se demande M. Gallard, les mouches, supposées instruments d'inoculation, auraient-elles puisé le virus charbonneux? Serait-ce de plus loin encore, dans la Bourgogne ou dans la Beauce, par exemple, c'est-à-dire à 150 ou 200 lieues plus loin? Mais sur quoi se fonderait-on pour admettre que, dans ce long trajet, les mouches ne se seraient pas débarrassées, soit en mangeant, soit en se reposant, du liquide virulent dont elles auraient pu souiller leurs pattes ou leur trompe? Et, si elles pouvaient apporter de si loin le charbon, pourquoi ne les reconnaîtrait-on pas également aptes à transporter la variole, la rougeole, la scarlatine, le choléra, l'érysipèle, etc., en un mot, toutes les maladies contagieuses?

A cette occasion, M. Gallard soulève même une question de physiologie entomologique pour laquelle la commission a le regret de se trouver incompétente. S'appuyant sur l'autorité d'un médecin naturaliste du département des Deux-Sèvres, M. le docteur Meschinet, il met en doute la faculté qu'aurait l'aiguillon, l'arme piquante de la mouche, de servir d'instrument inoculateur, cet aiguillon étant incessamment soumis par les pattes de l'animal à un nettoyage qui le débarrasse de toute matière étrangère.

Mais, dans les réponses qui lui ont été fournies par les médecins des trois départements indiqués tout à l'heure, M. Gallard a trouvé des documents dont l'intérêt ne peut être contesté.

En voici un premier : en 1830, on a observé autour de Saint-Jean-d'Angely une grande épizootie de maladies charbonneuses. Les peaux de presque tous les animaux qui en ont été victimes, ont été vendues et travaillées à Saint-Jean-d'Angely même, et cependant, ni en 1830, ni dans les années qui ont suivi, on n'y a observé la pustule maligne chez l'homme. Assurément, M. Gallard ne conclut pas de là que les peaux des animaux charbonneux sont dépourvues de virus; mais il est permis d'en conclure avec lui que, si l'inoculation a manqué dans ces conditions où elle paraissait si probable, elle n'est pas aussi facile et aussi commune qu'on nous l'a dit depuis longtemps, en nous parlant de la fréquence plus grande de la pustule maligne chez les tanneurs, les mégissiers et les cardeurs de matelas.

De plus, comme M. Gallard avait demandé à ces mêmes médecins des renseignements sur les cas de pustule maligne qu'ils avaient pu rencontrer, il a reçu communication de huit observations prises sur des sujets qui n'avaient été en rapport avec aucun animal charbonneux, et pour lesquels on avait admis la piqûre par une mouche hypothétique venue de quelque endroit où se trouvaient des animaux charbonneux vivants ou leurs dépouilles cadavériques, et il a consigné ces faits dans son travail.

Rapprochant ces observations de celles de M. Devers et de deux autres consignées par le docteur Gaujot (1), dans lesquelles il a été également impossible de remonter à la source charbonneuse de la maladie et des neuf beaucoup plus anciennes consignées dans la thèse de Bayle (4 ventôse an X). M. Gallard arrive au chiffre de 34 cas dans lesquels il a été impossible de savoir d'où serait venu le charbon qui aurait communiqué aux hommes la pustule maligne.

Messieurs, avant d'aller plus loin, votre commission vous demande la permission de vous signaler tout spécialement le mode d'investigation employé par M. Gallard, l'investigation par enquête. La pustule maligne est une de ces affections rares qu'un même observateur ne rencontre pas assez fréquemment pour en éclairer l'étude par des faits cliniques qui lui soient personnels. C'est, d'autre part, une affection pour la pathogénie de laquelle l'intervention simultanée du médecin et du vétérinaire est indispensable. Faire appel aux souvenirs de tous ceux qui ont observé isolément, réunir en un seul faisceau les documents qu'ils fournissent, est un moyen d'étude précieux que les grandes administrations ont seules utilisé jusqu'à ce jour, et qu'il est bon de voir employé par les médecins eux-mêmes. Nous devons féliciter M. Gallard d'avoir donné à cet égard un bon exemple qui, s'il trouve des imitateurs, nous paraît appelé à donner un jour d'utiles résultats.

Ajoutons que le travail de M. Gallard se termine par un historique bien fait, dans lequel l'auteur fait connaître avec soin les partisans de la contagion et de la spécificité de la pustule maligne, et les partisans rares de l'opinion que cette maladie peut se développer spontanément.

En résumé, se trouvant, comme M. Devers, en présence d'un nombre assez imposant de faits, pour lequel il ne voyait

(1) *Recueil des mémoires de médecine et de chirurgie militaires.*

pas de choix entre une inoculation problématique et une origine spontanée, M. Gallard adopte l'origine spontanée, et, sans nier la possibilité de la contagion, il vient soumettre à votre jugement l'appréciation de cette opinion, savoir : Que la pustule maligne peut naître et naît souvent spontanément chez l'homme.

Ce n'est pas la première fois que cette opinion se produit. Vous savez qu'elle a été avancée déjà par Bayle, soutenue par Bidault de Villiers, mais que, combattue vigoureusement par Boyer, elle n'a guère été reproduite jusqu'à nos jours. Les auteurs classiques n'en ont parlé que pour la réfuter, et les deux auteurs les plus récents de traités sur cette matière, MM. les docteurs Bourgeois, d'Étampes (1), et Raimbert, de Châteaudun (2), l'ont à peine discutée, et ont continué d'admettre l'étiologie d'Énaux et Chaussier, sans même s'apercevoir qu'ils se mettaient en contradiction avec eux-mêmes dans les faits qu'ils livraient à la publicité.

L'examen approfondi des documents invoqués par M. Gallard, ne permet pas à votre commission d'admettre dès à présent cette manière de voir.

Deux objections capitales le lui défendent :

La première est tirée de la difficulté et des erreurs possibles du diagnostic. D'abord quelque sérieuses qu'aient été les investigations faites par MM. les docteurs Devers père et fils, il est bien possible qu'à leur insu des bœufs ou des moutons soient morts du charbon à la Bénate ou dans les environs. Quelle qu'ait été, d'autre part, la bonne volonté des vétérinaires auxquels s'est adressé M. Gallard, il se peut ou que leur mémoire ait été en défaut, ou qu'ils n'aient pas eu connaissance de toutes les maladies des bestiaux de leur contrée. Les propriétaires d'animaux charbonneux ont pu croire qu'il était dans leur intérêt de cacher à tout le monde la cause de la mort de ces animaux. Ils ont pu l'ignorer eux-mêmes.

(1) *Traité pratique de la pustule maligne et de l'œdème malin, ou des deux formes de charbon externe.* Paris, 1861.

(2) *Traité des maladies charbonneuses.* Paris, 1859.

C'est pourquoi derrière l'authenticité très-saisissante des documents, nous voyons subsister un doute qui nous paraît commander une certaine réserve.

Et, d'un autre côté, nous est-il permis d'admettre sans restriction que tous les faits considérés comme des exemples de pustules malignes dans les documents de M. Gallard, aient bien mérité cette interprétation? Pour qu'aucun doute n'existât à cet égard, il faudrait que le diagnostic de cette maladie fût habituellement et toujours facile. Or, vous savez qu'il n'en est pas ainsi, et que, depuis quelques années, bien des incertitudes se sont produites à cet égard. La maladie décrite par Énaux et Chaussier ne se présente pas toujours avec les caractères qu'ils ont assignés, savoir : une vésicule initiale, un tubercule noirâtre au-dessous de cette vésicule, puis la transformation de ce tubercule en une eschare plus ou moins large et profonde, puis l'aréole vésiculaire, puis enfin les symptômes généraux. Lorsqu'il n'y a ni vésicules initiales, ni vésicules consécutives, mais seulement une eschare d'emblée, est-ce la même maladie? Lorsqu'il n'y a ni vésicule, ni eschare au début, mais simplement œdème, comme dans les cas d'œdème charbonneux décrit pour la paupière par M. Bourgeois, et pour d'autres régions par M. Raimbert, est-ce encore la même maladie? N'y a-t-il pas des furoncles, des anthrax, des érysipèles, ou simplement des érythèmes gangréneux qui ont à leur début les vésicules et la petite eschare de la pustule maligne? Et ne voit-on pas quelquefois des piqûres d'insectes non virulents être suivies de phénomènes locaux analogues à ceux de la pustule maligne? Sommes-nous sûrs qu'il n'y a pas eu méprise dans quelques-uns des faits invoqués pas par MM. Devers et Gallard? Les observations ne sont pas assez détaillées pour que nous puissions avoir cette certitude : sans doute, l'autorité des médecins qui ont admis le diagnostic *pustule maligne*, est grande, et nous serions disposés à l'accepter sans conteste. Mais la plupart d'entre eux ont observé à une époque où les incertitudes dont nous parlons ne s'étaient pas encore produites, et où chacun admettait l'existence d'une pustule maligne, lorsqu'il se trouvait en présence d'une maladie, insolite pour eux, de la peau, maladie qui semblait de nature à occasionner dans quelques jours des symptômes généraux graves, et que pour ce motif on attribuait volontiers à une inoculation charbonneuse.

Ouvrons aujourd'hui le savant mémoire de MM. Maunoury et Salmon (de Chartres) (*Gaz. méd. de Paris*, 1857). Tous deux sont connus par leur grande instruction clinique, tous deux ont vu des maladies charbonneuses sur les animaux et sur l'homme, tous deux, en conséquence, doivent être habitués au diagnostic de la pustule maligne, et cependant ils nous déclarent que pour eux et pour ceux qui examinent sérieusement ce diagnostic est des plus difficiles ; que dans les localités où la pustule maligne se rencontre, les médecins les plus instruits prennent pour elle des anthrax, des furoncles, des piqûres bénignes, des maladies enfin qui n'auraient pas marché comme la pustule maligne, c'est-à-dire qui n'auraient pas donné lieu au bout de quelques jours à une fièvre grave. Ils finissent même par établir que l'inoculation aux animaux de l'eschare recueillie sur l'homme, est le seul moyen certain de reconnaître si l'on a eu affaire à une vraie ou à une fausse pustule maligne.

En présence d'une pareille opinion émanée d'hommes aussi compétents, nous sommes bien forcés de nous demander si ceux-là ne commettent pas quelquefois des erreurs de diagnostic, qui assurent avoir observé des pustules malignes, sans dire quels ont été les phénomènes sur l'observation desquels ils appuient cette appréciation. Et si nous insistons sur ce point, c'est que nous-mêmes, à Paris, nous qui n'observons que de loin en loin cette maladie, nous savons bien que nous l'admettons souvent sans preuves suffisantes, et tout simplement parce que d'une part nous ne voyons pas d'autre dénomination convenable pour les cas de ce genre, parce que, d'autre part, ce diagnostic nous conduit à une thérapeutique peu dangereuse, si nous nous trompons, essentiellement utile au contraire, si nous ne nous trompons pas.

Notre deuxième objection est tirée de la possibilité d'expliquer autrement que par une origine spontanée les faits de

MM. Devers et Gallard, ceux au moins de ces faits pour lesquels on ne saurait nier l'existence de la pustule maligne. Il semble, d'après ces auteurs, que la maladie dont il s'agit ne peut avoir que l'une de ces causes : une contagion charbonneuse ou une production spontanée; mais entre ces deux modes de développement, j'en trouve plusieurs autres qu'il eût été bon d'examiner avant d'admettre définitivement la génération spontanée.

Ici, en effet, votre commission se trouve en présence de quatre théories jetées çà et là dans la science et auxquelles la confiance trop facilement accordée à celle de la contagion charbonneuse, a empêché de prêter attention.

La première est indiquée par Énaux et Chaussier, qui, chose remarquable, après avoir été les propagateurs et presque les inventeurs de la spécificité charbonneuse, ont donné quelques faits contraires à cette spécificité. Ils ont dit, et Boyer a répété que le contact des viandes et des dépouilles de bœufs et de moutons simplement surmenés pouvait aussi donner la pustule maligne, soit par inoculation, soit par infection. Dire que dans la commune de la Bénate et ses environs il n'y a pas eu d'animaux morts par le charbon, ce n'est pas dire qu'il n'y a pas eu d'animaux surmenés, qui aient pu servir d'origine aux maladies observées sur l'homme. Nous ne savons pas bien, cela est vrai, ce que Énaux et Chaussier ont voulu dire par ce mot de surmenés, s'ils ont voulu désigner par là une affection se rapprochant du charbon ou en différant simplement. Nous nous demandons, par exemple, si le microscope trouverait dans le sang des animaux surmenés les bactéries qui paraissent exister habituellement dans le véritable charbon. Il y a là des recherches à faire, mais en attendant qu'elles aient été faites, on peut supposer que la courbature de ces animaux est différente du charbon, et que cependant elle rend l'animal propre à donner la pustule maligne à l'homme. C'est pourquoi il était nécessaire de chercher si une cause de ce genre n'avait pas pu intervenir, avant de décider que la pustule maligne était née spontanément.

La deuxième théorie, qui n'est pas beaucoup formulée dans les livres, mais que j'ai entendu émettre par des praticiens sérieux, est que la pustule maligne peut être engendrée par l'inoculation de matières organiques délétères provenant des cadavres d'animaux de toute espèce, morts de toute autre chose que du charbon. Énaux et Chaussier rapportent encore, d'après Thomassin, que la pustule maligne s'est déclarée sur la main d'un individu qui avait écorché un loup trouvé mort sur le chemin. M. le professeur Rostan nous racontait dernièrement qu'une jeune fille de la campagne, après avoir été piquée à la joue positivement par une grosse mouche qui venait de quitter le cadavre d'une taupe putréfiée, eut une pustule maligne des mieux caractérisées. Il y avait donc à étudier cette étiologie et à rechercher si elle ne pouvait pas être invoquée dans les cas dont on a été témoin, avant d'admettre la génération spontanée.

Dans une troisième théorie, qui s'éloigne encore plus de la spécificité, on va jusqu'à prétendre que les dépouilles d'animaux qui n'ont pas été charbonneux, qui n'ont pas même été malades, mais qu'on a sacrifiés pour les besoins de l'alimentation, ont pu communiquer la pustule maligne. Nous lisons, dans Énaux et Chaussier, qu'une cuisinière en fut atteinte après avoir préparé un lièvre paraissant en assez bon état, et M. Bourgeois (1) parle de deux sujets aux mains desquels la pustule maligne aurait été donnée par des peaux fraîches de lapins qu'on préparait pour la cuisine. Le même auteur parle d'un maréchal qui l'aurait contractée d'un cheval bien portant.

Votre commission ne se dissimule pas que ces faits sont passibles de l'objection qu'il ne s'agissait pas de pustules malignes. Nous nous demandons alors quel nom il faudrait donner à ces maladies paraissant transmises à l'homme par les animaux non charbonneux, et qui ressemblent tellement à la pustule maligne que des hommes exercés comme M. Bourgeois les confondent avec cette dernière. En définitive, si

(1) *Traité pratique de la pustule maligne et de l'œdème malin*. Paris, 1861.

elles ont présenté ce caractère clinique fondamental, de devenir générales et d'apparence toxique, après n'avoir produit, pendant les premiers jours, que des phénomènes locaux, on a bien eu le droit de les considérer comme des pustules malignes qui n'étaient pas spécifiques sans doute, mais qui n'étaient pas non plus spontanées. C'est pourquoi MM. Devers et Gallard, avant d'adopter cette dernière opinion, avaient à se demander si les sujets dont ils ont parlé n'avaient pas été soumis à quelque inoculation de ce genre.

Mais voici une dernière théorie qui, tout en s'éloignant encore de la spécificité charbonneuse, n'est pas non plus celle de la génération spontanée. Elle a été émise un peu légèrement, mais de la manière la plus formelle, par un des plus zélés partisans contemporains de l'origine charbonneuse, lequel n'a pas reculé devant des contradictions analogues à celles d'Énaux et de Chaussier. « J'ai vu, dit M. Bourgeois, la pustule maligne communiquée à l'homme par des bestiaux parfaitement sains. » Cette phrase nous paraît indiquer que le médecin d'Étampes, après s'être trouvé, comme MM. Gallard et Devers, en présence de pustules malignes pour lesquelles il lui était impossible d'admettre la provenance charbonneuse, a été entraîné à considérer les émanations des animaux rassemblés dans les étables et les bergeries comme susceptibles de faire naître la pustule maligne.

Votre commission, assurément, ne se porte pas garant de cette opinion, que M. Bourgeois lui-même semble avoir oubliée dans le reste de son ouvrage. Mais elle croit devoir vous la signaler ; et la mettre en regard de la théorie de la génération spontanée, notre intention étant d'appeler l'attention et la controverse sur les faits de ce genre, et, en même temps de vous montrer combien M. Gallard a été autorisé à jeter des doutes sur l'origine constante de la pustule maligne par le charbon des animaux, puisque çà et là nous voyons les hommes les plus compétents apporter, même sans bien s'en rendre compte, des documents à l'appui de la même thèse.

Car, il faut bien le remarquer, messieurs, il y a dans le travail de M. Gallard, deux pensées que nous ne devons pas confondre : la première est que la pustule maligne n'est pas produite aussi souvent qu'on le pense par l'inoculation de matières provenant des animaux charbonneux, la seconde que l'origine est spontanée. Or, nos objections, tout en montrant que la seconde n'est pas encore admissible, laissent voir que la première n'est pas sans fondement.

Ce n'est pas que la théorie de la génération spontanée de la pustule maligne nous paraisse absolument inacceptable. Nous ne refusons pas d'admettre, avec Fournier, le développement spontané chez l'homme de ce qu'on appelle le charbon symptomatique, c'est-à-dire d'une maladie assez analogue au charbon des animaux, commençant sur une fièvre et se caractérisant, au bout de quelques jours, par l'apparition de taches et boutons gangréneux, par un ou plusieurs points du tégument externe. Votre rapporteur croit même avoir observé deux cas de ce genre. Notre raison ne se révolte pas du tout à l'idée qu'une maladie analogue puisse se révéler d'abord par des manifestations locales, et plus tard par des manifestations générales. Mais à côté de la théorie pathogénique, et liée inévitablement à elle, se trouve la thérapeutique. Dans l'opinion qui a prévalu jusqu'à présent, d'une affection spécifique produite par l'inoculation du virus charbonneux, rien de plus logique que la cautérisation. Dans l'opinion qui se laisse entrevoir derrière nos objections, que la pustule maligne, sans être spécifique, serait de causes variées, mais toujours de provenance animale, la cautérisation se présente encore comme le moyen le plus sûr de détruire le poison déposé sous les téguments, et, en le détruisant, d'empêcher son absorption, cause présumée des accidents ultérieurs que l'on redoute. Au contraire, dans l'opinion d'une maladie née spontanément, l'indication de la cautérisation n'est plus aussi facile à saisir, et il serait à craindre qu'envahi par le doute, les praticiens l'abandonnassent ou la fisset avec trop de mollesse. Nous voyons là un danger sérieux pour les malades, et c'est parce que nous tenons à ne pas nous dessaisir de cette arme puissante, que nous demandons une démonstration rigoureuse de la génération spontanée avant de l'admettre.

MM. Devers et Gallard ont du reste fort bien senti cette conséquence possible de leur théorie, et ils se sont empressés de ne pas l'accepter, en déclarant que, du moment où l'expérience a prononcé en faveur de la cautérisation, il fallait en continuer l'usage, en alléguant même que, dans leur manière de voir, on peut concevoir encore un empoisonnement grave fourni par les matières septiques de l'eschare développée sous l'influence d'une cause interne insaisissable. La commission félicite les auteurs de cette sage et prudente conclusion; mais elle craindrait toujours, si leur théorie était admise, que tout le monde n'imitât pas leur réserve, et que la cautérisation fût trop vite abandonnée.

Messieurs, si nous n'acceptons pas aujourd'hui l'origine spontanée de la pustule maligne, tous les détails dans lesquels nous sommes entrés vous font voir que nous ne la considérons pas comme inadmissible à tout jamais, et que nous confions à l'observation ultérieure le soin de décider à cet égard.

Quel que soit le sort de leur théorie, les travaux de MM. Devers et Gallard, en présentant une agglomération de faits dans lesquels l'inoculation charbonneuse a été impossible, marquent une époque nouvelle dans l'étude de la pustule maligne, époque qui se caractérise par des doutes sérieux, non pas sur l'impossibilité, mais sur la fréquence de l'inoculation du virus charbonneux à l'espèce humaine, et par un appel à l'observation : 1° sur la question de savoir si les animaux, sans être charbonneux, et dans certaines conditions qu'il faudra rechercher, ne peuvent pas transmettre à l'homme par inoculation et même par infection, une maladie plus ou moins analogue à la pustule charbonneuse ; 2° sur cette autre question de savoir si, dans les cas où une inoculation quelconque n'étant pas acceptable, et le développement spontané devant être admis, la maladie présenterait alors des caractères différents de ceux des pustules de provenance animale.

Le moment nous paraît être venu d'ailleurs où les auteurs ne devront plus laisser passer sans s'expliquer catégoriquement cette contradiction que la pustule maligne provient des animaux charbonneux, et que, cependant, elle peut être donnée par des animaux non charbonneux ou non malades.

Le moment est venu où l'on ne publiera pas des observations de pustule maligne sans bien indiquer l'origine présumée du mal, et sans exprimer un doute au lieu d'une affirmation sur cette origine, lorsqu'on n'aura pu obtenir de renseignements suffisants.

Le moment est venu, enfin, de ne plus admettre aussi facilement l'inoculation du virus charbonneux par les mouches, ou par des dépouilles plus ou moins anciennes, que l'industrie soumet à une série de préparations dont le résultat semblerait devoir être de les débarrasser du virus charbonneux, trop complaisamment considéré comme susceptible de s'y emmagasiner d'une façon rebelle.

On nous permettra même de faire des vœux pour que des expériences sérieuses soient entreprises sur les propriétés vénéneuses des peaux travaillées par les tanneurs et les mégissiers, des laines que manient les cardeurs de matelas, des crins qu'emploient les tapissiers. Quand des individus appartenant à ces professions se présentent à nous avec des affections que nous considérons comme des pustules malignes, nous ne manquons pas de croire que la maladie a été communiquée par une peau ou des poils provenant d'un animal charbonneux. Quand un individu n'appartenant pas à ces professions, mais vivant dans leur voisinage, se présente, nous croyons assez volontiers, qu'une mouche venue de la tannerie, de la mégisserie, de la corroierie voisine, est venue piquer l'endroit malade, et notre foi ne recule pas devant cette quadruple hypothèse, qu'il y a eu piqûre par une mouche, que cette mouche venait de l'un des établissements ci-dessus indiqués, qu'elle avait séjourné sur quelque peau provenant d'un animal mort du charbon, et qu'enfin cette peau avait conservé, malgré la dessiccation et les lavages, ses propriétés virulentes. Assurément toutes ces hypothèses peuvent être des réalités; mais il est à désirer qu'on essaye de le prouver. Pourquoi, un animal étant reconnu mort charbonneux, ne mettrait-on pas à part ses dépouilles pour les soumettre aux diverses préparations de nos industries, et pourquoi, à mesure que les élaborations seraient faites, n'inoculerait-on pas à des moutons la matière déjà travaillée? Si cette matière peut donner à l'homme la pustule maligne, sans doute elle doit conserver aussi la propriété de faire naître le sang de rate chez le mouton et chez le bœuf. Rien de semblable n'a été fait jusqu'à présent, et il nous semble que l'excellente impulsion donnée à la pathologie comparée par notre éminent collègue M. Rayer, devrait amener des recherches de ce genre, dont le résultat serait de corroborer ou d'affaiblir, dans l'intérêt des ouvriers, comme dans l'intérêt de la science, l'opinion que les dépouilles anciennes lavées et plus ou moins sèches, ont la même propriété que les chairs encore fraîches ou le sang de l'animal, de transmettre à l'homme une maladie grave.

Jusqu'à ce que les doutes si légitimes suscités par le travail de M. Gallard soient éclaircis, il est prudent de s'en tenir à cette opinion que la pustule maligne est de provenance animale, en laissant entendre, si l'on veut, que les cadavres d'animaux putréfiés, ou ayant été malades de toute façon, peuvent en fournir le germe aussi bien que les animaux charbonneux. Cette opinion d'une contagion quelconque (charbonneuse ou autre) est celle qui assure mieux le traitement curatif par la cautérisation, et le traitement préservatif par des mesures hygiéniques appropriées.

Messieurs, votre commission espère vous avoir montré que M. Devers, en soulevant de nouveau la question de l'origine spontanée de la pustule maligne, M. Gallard, en poursuivant cette étude par la collection de faits nombreux recueillis au moyen d'une enquête conduite avec persévérance et habileté, ont bien mérité de la science. C'est pourquoi nous avons l'honneur de vous proposer :

1° D'adresser des remercîments à chacun d'eux ;

2° D'envoyer à votre comité de publication le travail manuscrit de M. Gallard ;

3° De déposer aux archives le travail imprimé de M. Devers.

Paris. — Imprimerie de E. MARTINET, rue Mignon, 2.

Paris. — Imprimerie de E. MARTINET, rue Mignon, 2.

www.ingramcontent.com/pod-product-compliance
Ingram Content Group UK Ltd.
Pitfield, Milton Keynes, MK11 3LW, UK
UKHW020550230726
13925UKWH00006B/2514